家庭でできる呼吸法でストレス解消

● 心静かな毎日を過ごそう ●

臨床心理士
田中和代 著

音声ガイダンス
音楽CD付き

黎明書房

まずは,
本書のリラクゼーション（呼吸法）を
体験してみましょう。

椅子にゆったりと座り,
付属のＣＤを聞きながら,
音声ガイドにしたがって
やってみてください。

はじめに

家庭でリラクゼーション（呼吸法）を

　今はストレスフルな時代と言われています。ストレスの影響を受けているのは，大人だけでなく，学校に通う子どもたちもまた，ストレスの影響を受けています。

　大人の方からは，次のような相談がよくあります。

　「職場は嫌ではないのですが，さすがに満員電車で往復約２時間かかるので家に帰るともうクタクタで，疲れているのに眠れません」という男性。

　「教員をしています。夜遅くまで残業をするのはできないので，採点などは家に持ってきて，夕飯のあとでします。終わると頭がさえてきて眠れません」という女性。

　疲れているから眠れるという訳ではないのです。精神的なストレスがかかると考え事が頭の中でグルグル渦巻き，興奮状態になって眠れないこともあります。

　けれども，ストレスがすべて悪いわけではなく，ストレスがまったくなくなればよいというわけでもありません。

　例えば，一日中パジャマでだらけて生活している人も，「明日はお客様が来る」などのストレスがかかると，「やる気スイッチ」が入り，家中を掃除したりして生き生きと活動する時間が持てるなど，良い面もあります。

　ですから，ストレスとうまく付き合い，折り合いをつけながら生

1

きる術や，リラクゼーションの方法を身につけることが必要になります。

　この本で紹介する「呼吸法」には，心身のストレスを取り去り，気持ちを楽にするだけでなく，心も強くするという効果があります。
　「呼吸法」を「座禅」のように繰り返し行うことで平常心が鍛えられます。そして，やがては，ちょっとしたことで動じなくなります。ぜひ「呼吸法」を繰り返し実施してください。

　また，付録にあります「タッピングタッチ」は中川一郎さんが開発したリラクゼーションの技法です。私も実際にこの技法を用いて，効果を実感していますので，ご紹介します。

　本書は，呼吸法の理解の程度に応じて，さまざまな方法でご活用いただけます。p.7 の「本書を使った家庭でのリラクゼーション（呼吸法）の行い方」などをご覧ください。

　最後に，この本を出版するにあたり，数年前に呼吸法の基礎の手ほどきをしてくださった日本教育催眠学会の松嶋公雄先生に感謝いたします。また，黎明書房の武馬久仁裕社長，同社編集部の水戸志保さん，そして素敵なイラストを描いてくださった伊東美貴さんをはじめ多くの方々に感謝いたします。

　　令和元年9月1日

　　　　　　　　　　　　　　　　　　　　　　　　田 中 和 代

*本書は，『先生が進める子どものためのリラクゼーション』（2012年刊）を家
　庭向けに改訂，大判化したものです。

2

目　次

はじめに─家庭でリラクゼーション（呼吸法）を─　1

付属ＣＤの内容　6

本書を使った家庭でのリラクゼーション（呼吸法）の行い方　7
　　1　とりあえず，呼吸法をしてみたい場合　7
　　2　実施する人が呼吸法のやり方を理解している場合　7
　●呼吸法に慣れてきたら　7

第1章　家庭でリラクゼーション

1　家庭で行う呼吸法　11

用意するもの／場所／服装／必要な時間／実施の回数／
対象年齢／姿勢　11
　●3分以内で行う呼吸法（付属のＣＤは使わない）　14
　●10分以上時間がある時の呼吸法（付属のＣＤを使って）　14
　　1　とりあえず，呼吸法をしてみたい場合　14
　　2　実施する人が呼吸法のやり方を理解している場合　15
　＊コピーして使える「ストレスチェックリスト」用紙　16
　＊コピーして使える「リラクゼーションの感想」用紙　17

2　呼吸法でリラクゼーションをしよう（付属の CD を使って）　18

3

1　呼吸法とは　18

　　2　音楽なしで行う呼吸法　20

　　3　「星空につつまれて」を聴きながら行う呼吸法　22

　　4　「となりのトトロ」を聴きながら行う呼吸法　24

3　呼吸法をした感想　26

4　お年寄りのサロンで楽しく呼吸法　30

第2章　リラクゼーションと　　呼吸法の理論　33

1　リラクゼーションの方法を知る　34

　　1　リラクゼーションは心を強い状態にする　34

　　2　心と体のリラックスの原則　36

　　3　ストレスとは　38

　　4　さまざまなリラクゼーションの方法　41

　　5　集団で行うリラクゼーションには呼吸法が適している　44

2　呼吸法の効果　45

　　1　呼吸法によってセロトニンが分泌される　45

　　2　セロトニンは心の平安に作用する　47

　　3　呼吸法は個人面談でも活用できる　48

　　4　呼吸法 Q&A　50

　　Q1　呼吸法の後，何だか重たいようなボーッとしたような状態に

なってしまいますが，これはおかしいのでしょうか？　50

Q2　吐く時間が長すぎて，苦しくなりますが？　50

Q3　途中で眠くなったら，そのまま眠ってもよいのでしょうか？　50

Q4　呼吸法に使う音楽は，特別な曲なのでしょうか？　51

Q5　呼吸法は一度に 10 回すると決まっているのでしょうか？　51

Q6　学校などで集団で呼吸法を実施する時の注意点を教えてください。　51

Q7　呼吸法は一度に，何人くらいで実施が可能でしょうか？　52

Q8　息を速く吐いたり吸ったりしてはいけないということですが，なぜですか？　52

Q9　他の人は呼吸法をしていると「無我の境地」になるのだそうですが，私は冷静な気持ちになり無我にはなりません。これではダメですか？　53

Q10　家族全員で呼吸法をするとよいのですが，中学生の長男が嫌がります。どうしたらよいのでしょうか。　53

付録　タッピングタッチでリラクゼーション　54

1　タッピングタッチとの出会い　54

2　タッピングタッチは言葉がなくてもできる　55

3　タッピングタッチとは　55

4　タッピングタッチの実施方法　57

●2人で行う基本型－タッピングタッチ簡易インストラクション－　58

5　被災地でも活躍したタッピングタッチ　62

6　タッピングタッチの効果や有効性　63

参考文献　66

＊＊＊付属ＣＤの内容＊＊＊

 ＣＤ　→　音声または音声ガイド付き音楽が，合わせて4つ入っています。

- ●1 …… p.18「1　呼吸法とは」参照
- ●2 …… p.20「2　音楽なしで行う呼吸法」参照
- ●3 …… p.22「3　『星空につつまれて』を聴きながら行う呼吸法」参照
- ●4 …… p.24「4　『となりのトトロ』を聴きながら行う呼吸法」参照

本書を使った家庭でのリラクゼーション(呼吸法)の行い方

　実施する人や実施状況に合わせて,1,2いずれかの方法で行ってください(付属CDの内容は左頁にあります)。

　詳細は「2　呼吸法でリラクゼーションをしよう」(付属のCDを使って)(p18〜)を見てください。

1　とりあえず,呼吸法をしてみたい場合

　呼吸法(説明あり)を行う　　　　　　所要時間16分—17分

説明 { 呼吸法とは(解説) …… CD内の1を使用
　　　↓
　　　音楽なしで行う呼吸法(呼吸法の練習)… CD内の2を使用
　　　↓
音楽を聴きながら呼吸法を行う
　　　　　　　　 …… CD内の3または4をかける

2　実施する人が呼吸法のやり方を理解している場合

　　　　　　　　　　　　　　　　　所要時間5分半—8分

音楽を聴きながら呼吸法を行う
　　　　　　　　 …… CD内の3または4をかける

※CD内の3と4は,曲が違う(3は「星空につつまれて」,4は「となりのトトロ」)以外,基本的な内容は同じですので,実施する人に合う曲で行ってください。

- -

●呼吸法に慣れてきたら

　適当な曲を流しながら,各自の好きなリズムで呼吸法を行う(曲はなしでもよい)。

第1章

家庭で リラクゼーション

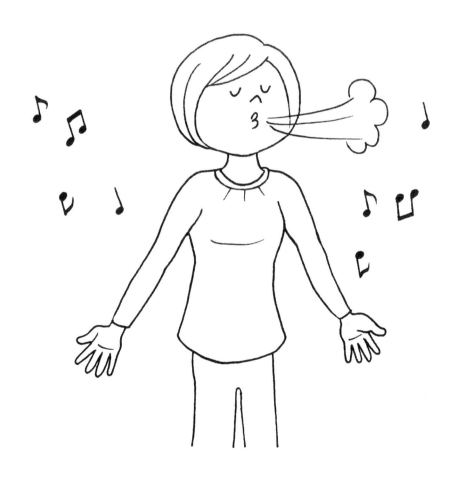

「リラクゼーション」とは簡単に言えば身体や心をゆるめることです。

　心身をゆるめる方法にはどんなものがあるでしょうか。

　ゲームなどの「レクリエーション」から，「マッサージ」や「アロマセラピー」，「お笑い」を楽しむ，「カラオケ」や「好きな音楽を聞く」「ヨガ」「瞑想」など多岐にわたります。

　心理療法としてのリラクゼーションには，「自立訓練法」や「筋弛緩法」，「呼吸法」などがあります。

　最近ストレスは，精神疾患だけでなく，ガンや高血圧をはじめとして様々な疾病と関連があることがわかってきていますので，「リラクゼーション」は大切な健康法ともいえます。

　この本で紹介する「呼吸法」は，心理療法の中でも簡単に身につけられるリラクゼーションの方法です。特にCDをかけながら行うと，誰でも簡単に呼吸法が身につきます。

　ご家族で楽しみながら行ってください。

第1章　家庭でリラクゼーション

1 家庭で行う呼吸法

用意するもの
　・CD デッキ
　・イス（ソファなどでもよい）

場所
　途中で邪魔が入らないような場所を選んでください。

　部屋は暗くしても，明るいままでもよいです。暗い場所で行いたい方はアイマスクを用いましょう。

服装
　普段着でよいですが，体をしめつけるものは避けます。

必要な時間
　３分しかない場合は，付属のＣＤを使わず，音楽なしで行います。（やり方は，p.14）

　１０分以上ある時は，CD をかけて行います。（やり方は，p.14）

実施の回数
　朝と夜に行うとよいでしょう。しかし疲れた時や昼休みに実施するなど，一日何回実施しても構いません。

11

対象年齢

子どもから大人までできます。

幼児の場合,「CDに録音されている指示」に必ずしも従えなくても,うるさく言わないことが大切です。静かに目を閉じて,ゆったりと過ごすということが大切です。

姿勢

- 立ったままでもできます。
    *試験会場や面接会場で,立ったままでも行えます。
- イスやソファに座り,リラックスします。

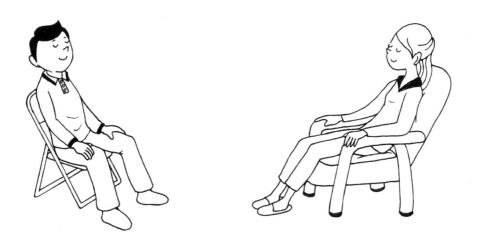

- 寝た姿勢でもできます。掌は上を向けます。

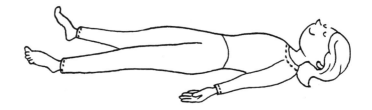

第1章　家庭でリラクゼーション

- 大切なことは，左右対称の姿勢をとることです。歪んだ姿勢でしないことが大切です。

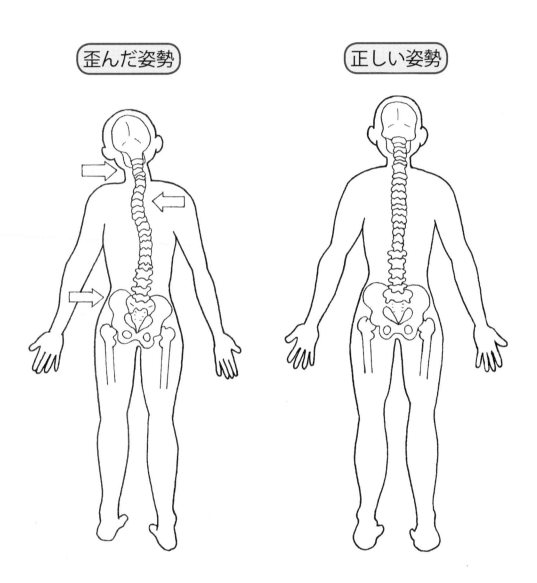

３分以内で行う呼吸法（付属のＣＤは使わない）

① イスやソファに座っても，立ったままでもよいです。

② 目を閉じて，気持ちを楽に持ちます。

③ ゆっくりと呼吸します。

　１ １，２，３，４と息を吸います。

　２ ５で息を止めます。

　３ 息を長く吐きます。（ゆっくりと１０回数えます）

④ この呼吸法を１０回繰り返します。

　この時息を吸ったり吐いたりは，口でも鼻でもどちらでも構いません。数がわからなくなったら，最初からまた数えます。

１０分以上時間がある時の呼吸法（付属のＣＤを使って）

　１ とりあえず，呼吸法をしてみたい場合

① イスやソファに座ります。（寝た姿勢でもよいです）

　どんな姿勢でも左右対称の姿勢になるようにします。

② 力を抜き，気持ちを楽にします。

③ 付属のＣＤ内の１と２をかけます。

　１は，「呼吸法とは」（解説）です。

　２は，「音楽なしで行う呼吸法」（呼吸法の練習）です。

④ ＣＤ内の３または４の曲をかけます。

　※ＣＤ内の３と４は，曲が違う以外，基本的な内容は同じですので，実施する人に合う曲で行ってください。（３は「星につつまれて」，４は「となりのトトロ」）

⑤ ＣＤの中の指示に従い，曲が終わるまで実施します。

第1章　家庭でリラクゼーション

2　実施する人が呼吸法のやり方を理解している場合

①　イスやソファに座ります。（寝た姿勢でもよいです）

　　どんな姿勢でも左右対称の姿勢になるようにします。

②　力を抜き，気持ちを楽にします。

③　付属のCD内の3または4の曲をかけます。

　※CD内の3と4は，曲が違う以外，基本的な内容は同じですの

　　で，実施する人に合う曲で行ってください。

　　（3は「星空につつまれて」，4は「となりのトトロ」）

④　CDの中の指示に従い，曲が終わるまで実施します。

ストレスチェック

　ストレスがたまると，日常生活にいろいろと不都合が生じます。イライラしたり，頭痛や下痢などの身体症状が出たりすることもあります。

ストレスチェックリスト

記入日　　　　　年　　月　　日 名前（　　　　　　　　　　　）	よくあてはまる	どちらかといえばあてはまる	どちらかといえばあてはまらない	まったくあてはまらない
1　不快な症状（頭痛，腹痛，気持ち悪い，下痢他）がある				
2　ねむれなかったり，夜中に目が覚めることがある				
3　朝，職場や学校に行きたくないことがある				
4　勉強や仕事に集中できないことがある				
5　心配事がある				
6　友達や同僚に嫌われているように感じることがある				
7　毎日の生活が楽しくないと感じることがある				
8　自分に満足がいかず，今の自分が好きになれないことがある				
9　将来やりたいことや夢がある				
10　友達や同僚が信用できないことがある				
11　ちょっとしたことで怯えることがある				
12　困った時相談できる人はいない				
合計の個数を書いてください				

　ストレスが多いと「よくあてはまる」「どちらかといえばあてはまる」が多くなります。時々チェックしておきましょう。ストレスが多い時は，リラクゼーション（呼吸法）を怠らないように。

第1章　家庭でリラクゼーション

年　　月　　日

リラクゼーションの感想

名前（　　　　　　　　　　　　）

●リラックスできましたか？

●呼吸法をしたあと，気分はどうでしたか？

＊呼吸法のふりかえりに役立てましょう。

　何人かのグループで行うときに用いると便利です。

2 呼吸法でリラクゼーションをしよう(付属のCDを使って)

以下の1～4は付属のCDに録音されている内容です。
　CDをパソコンやCDデッキで流しながら,「呼吸法」の説明を聞いたり,実際に行います。
　1～4のどれを行うかは, p.7を参照して決めてください。

1　呼吸法とは

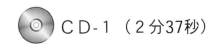 CD-1（2分37秒）

　私たちの体は,自分が意識しなくても,自律神経が自動的に動かしてくれます。
　例えば,意識しなくても,心臓は血液を全身に送っていますし,胃腸も消化吸収してくれます。また呼吸も自然にできています。
　しかし,ストレスがたまり無理な状態が長く続くと,自律神経のバランスがくずれます。すると心身の状態にいろいろな影響が出てきます。

　自律神経には交感神経と副交感神経があります。
　スポーツしたり勉強や仕事をする時は,交感神経が働き,脈が速くなり,酸素が体中(からだじゅう)に行き渡り活動しやすくなります。反対に休む時は,副交感神経が働きリラックスできます。

しかし，自律神経の調子がくずれると，夜眠ろうとしても眠れない，イライラする，気分が落ち込む，頭が痛い，お腹が痛い，下痢する，吐き気がする，だるいなどの症状が出てきます。

心臓の動きを，自分の意思で速めたりゆっくりさせたりすることはできません。自律神経で動いているもので，ただ1つ，自分で働きかけることができるのが呼吸です。

呼吸を変えることにより，心の安定を図るということは，古くから知られていました。

この呼吸法を行うと，セロトニンという心を安定させる物質が分泌されます。その結果，短期と長期の2つの効果が得られると言われています。

短期の効果とは，呼吸法を行ったその時に，心身の緊張がゆるんでリラックスできるというものです。長期にわたって行うことにより得られる効果とは，座禅のようにしだいに心が安定し，少々のストレスでは動じない強い心が作られるというものです。

ぜひ，毎日数回，この呼吸法を行い，ストレスとは無縁な生活を取り戻しましょう。

2　音楽なしで行う呼吸法

　ＣＤ-２（5分39秒）

　　では，今から実際に呼吸法を行っていきましょう。
　　息は，鼻でしても口でしてもかまいません。
　　吸う方は短く，吐く方は，長く少しずつ息を吐きます。
　　ゆっくりと吐くことで，緊張がゆるんでリラックスすることができるからです。

　　姿勢は，椅子に楽に座っても，ソファなどにゆったりと座ってもいいし，寝た姿勢でもかまいません。
　　頭は，前にうつむくと呼吸しにくくなるので，うつむかないようにしてください。目は閉じて，肩から力を抜きましょう。

　　私が「吸って」と言ったら，「１，２，３，４」と息を吸います。
　　次に，「吐きましょう」と言いますので，フーーーーと少しずつ長く息を吐いていきます。
　　これが呼吸法の１回ですが，これを１０回繰り返します。

　　では，１回目，息を吸うことから始めます。
　　吸って，１，２，３，４，吐きましょう
　　（これをあと９回繰り返します）

今からは，あなたが一番楽だと思う呼吸をしてください。
　しばらく私はしゃべりませんので，好きな景色を思い浮かべてください。

（1分間，無言で経過）

　はい，目を開けてください。呼吸法をした後は，体も心もゆるんでいますので，活動しやすいように，軽く体を動かします。
　それでは，手のひらを握ったり開いたりしてください。

　次は両手を上げて，伸びをしましょう。

　はい，両手を下ろしましょう。
　これで，呼吸法のワンセットが終了です。

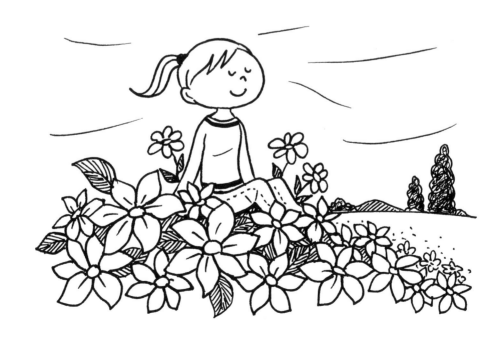

3 「星空につつまれて」を聴きながら行う呼吸法

◎ ＣＤ - ３ （8分10秒）

　音楽を流しながらの呼吸法を行います。椅子に楽に座って，目は閉じて，肩から力を抜いてください。

　私が「吸って」と言ったら，「１，２，３，４」と息を吸います。
　次に，「吐きましょう」と言いますので，フーーーーーと少しずつ長く息を吐いていきます。
　この呼吸法を10回繰り返していきます。

（音楽スタート）
では，１回目，息を吸うことから始めます。
吸って，１，２，３，４，吐きましょう
（これをあと9回繰り返します）

　今からは，自分が楽だと思う呼吸をしてください。
　音楽に合わせて，宇宙空間を漂うようなイメージをもってください。
　音楽が終わっても，合図があるまでは目を閉じたままでいてください。

第 1 章　家庭でリラクゼーション

（音楽終了後 1 分間，無言で経過）

はい，目を開けてください。
どうでしたか？
朝起きた時のように，少しボーッとしているかもしれません。
ボーッとしているのは，心と体がリラックスした状態です。
体を動かして，心と体を目覚めさせましょう。

それでは，手のひらを握ったり開いたりしてみましょう。
次は両手を上げて，伸びをしましょう。

はい，両手を下ろしましょう。これで，呼吸法のワンセットが終了です。

この呼吸法を 1 日に何回か行うことで，自律神経のバランスが取れて，心も体も楽になり，穏やかな気持ちで過ごすことができることでしょう。

それではまた。

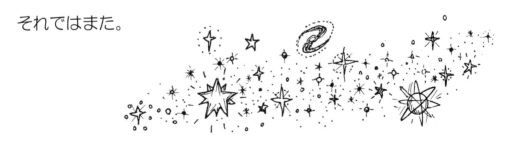

― *―* *―* *―* *―* *―* *―* *―* *―* *―* *―*
「星空につつまれて」（2001 年発表）は，NHK スペシャル「宇宙　未知への大紀行」のオープニング曲です。雅楽（ががく）の楽器「笙（しょう）」で演奏され，作曲と演奏は東儀秀樹氏。この笙のゆったりとした音の調べを聞き，宇宙の広さと，永遠の時間を感じてください。

4 「となりのトトロ」を聴きながら行う呼吸法

◎ CD-4（7分12秒）

　　楽な姿勢で椅子に座って，目をつぶってください。
　　では，呼吸法を始めましょう。

　　私が「吸って」と言ったら，「1，2，3，4」と息を吸います。
　　次に，「吐きましょう」と言いますので，フーーーーーと少しず
つ息を吐きます。
　　この呼吸法を10回繰り返していきます。

　　（音楽スタート）
　　では，1回目，息を吸うことから始めます。
　　吸って，1，2，3，4，吐きましょう
　　（これをあと9回繰り返します）

　　今からは，自分が楽だと思う呼吸をしてください。しばらくは楽
しい曲を味わってください。
　　音楽が終わっても合図があるまでは目を閉じていてください。

（音楽終了後30秒間，無言で経過）

第 1 章　家庭でリラクゼーション

はい，目を開けてください。
昼寝の後のように，ぼんやりしているかもしれませんね。
ぼんやりしているのは，心も体も楽になったということです。

それでは，手のひらを握ったり開いたりしてみましょう。
次に両手を上げて，伸びをしましょう。

はい，両手を下ろしましょう。これで，呼吸法のワンセットが終了です。

この呼吸法を，毎晩，夜寝る前などに行うと，元気になれます。

それではまた。

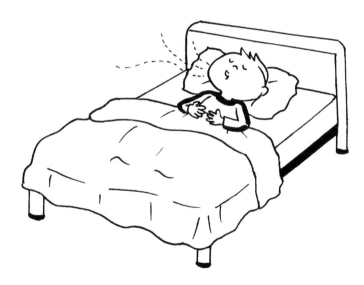

＊―＊　＊―＊　＊―＊　＊―＊　＊―＊　＊―＊　＊―＊　＊―＊　＊―＊　＊―＊
ここで使用したのは，宮崎駿氏のアニメ映画「となりのトトロ」のエンディングテーマ曲のオルゴールヴァージョン。作曲・編曲は久石譲氏。昭和 30 年代を舞台にしたこの映画は子どもから大人まで多くの人の心をとらえており，この曲を聞くとほっとします。

3 呼吸法をした感想

落ち着きのない小学生の子供がいます。付属CDのトトロの曲を聞かせて，一緒に呼吸法をやっています。不思議なことに少しですが落ち着いてきたようです。

38 歳女性

職場で，いろんな嫌なことがあり，家に帰ると「ああすればよかった」とかその場面を思い出したりして眠れなかったりしていました。それで，友人からすすめられて呼吸法をしてみました。半信半疑でしたが，毎日して一カ月すると，嫌なことも思い出さず，よく眠れるようになりました。

40 代男性

町内のお年寄りが集まるサロンのお世話をしています。少し認知症の方もおられますが，このCDを聞くとサロンの終了の合図だと分かっています。皆さん最後のスケジュールとして楽しみにしています。

50 代女性

呼吸法は不思議です。呼吸法をやっていて，気がつくとやっていることも忘れています。

小学校５年生男子

第1章　家庭でリラクゼーション

　　家中で呼吸法をすると，いつも知らない間に寝ています。これっ
　てどうしてでしょうか。（注）

　　　　　　　　　　　　　　　　　　　　　　　　中学1年男子

- -

　　自分は将来アイドルになりたいのです。でもあがり症なのでオー
　ディションの時が心配でした。音楽なしの呼吸法をオーディション
　の時にはしようと思います。

　　　　　　　　　　　　　　　　　　　　　　　　高校2年女子

- -

　　毎日，就寝前に聞いています。最初は途中で雑念がはいっていま
　した。「お米を洗うの忘れた」とか「明日の弁当のおかずは……」
　などと。数カ月続けていると，呼吸法をしていることも忘れて集中
　している日がおおくなりました。

　　　　　　　　　　　　　　　　　　　　　　　　60代女性

- -

　　私は緊張が強く，人の中に入ると下痢や腹痛などが起きます。そ
　れで，親から呼吸法をするように言われました。信用してなかった
　けど毎晩しました。そしたら3カ月くらいたったら下痢や腹痛が
　減ってきたのでびっくりしました。

　　　　　　　　　　　　　　　　　　　　　　　　20代女性

- -

　　毎晩寝る前にCDをかけて寝ます。呼吸法をしていると，しら
　ない間に寝てしまいます。これでは効果はないのでしょうか？（注）

　　　　　　　　　　　　　　　　　　　　　　　　50代男性

───────────────────────────────────

（注）　寝てしまうのは，リラックスするからです。そのまま寝てもよいです。

こきゅう法が終わると，指先が太くなったようにかんじます。そして，なんだか眠いようにぼーっとします。でもその後は，もとの元気がでてきます。

小学校３年女子

CDの１．２．３．４という合図に合わせて息をしていくうちに，その声が聞こえなくなり，無意識の世界に入っていきました。終わったら我に返り，すっきりしました。

40代女性

呼吸という簡単なことで，心と体をリラックスさせることができるということに驚きました。家族にも是非させたいと思います。

40代女性

呼吸法をした時に，睡眠不足もあって無我の気持ちになり，今日はすごくリラックスできました。ゆったりと音楽を聞きながら呼吸するだけでこんなに休まるんだと実感できました。

30代女性

私は，普段，とても緊張しやすい性質なので，今日教わったことはこれからの生活に生かせると思い感謝しています。これから毎日やってきたいいです。

20代女性

第1章　家庭でリラクゼーション

めちゃリラックスできた。途中で吐く時に，吐く時間が長すぎて息がもたない時があって，早く息を吸ってしまったこともあったけど，終わるときもちよかった。良い方法を教わってよかった。

高校2年女子

はじめはただの呼吸だと思って嫌々しました。でも実際はリラックスできて，しかも音楽との組み合わせでさらにこうかが出ました。ただの呼吸もやり方で変わるんだと思いました。

中3男子

夜，家族で毎日呼吸法をしています。小さな子どももそれなりに静かな時間を過ごしています。なんとなく，一体感があり，よい時間を持っていると感じています。

30代女性

4　お年寄りのサロンで楽しく呼吸法

　いくつかのお年寄りのサロンで，毎週付属のCDを使った呼吸法を実施しています。その1つ福井県吉田郡永平寺町のお年寄りのサロンをのぞいてみました。
　下は，呼吸法をしている時の写真です。みなさんリラックスされているのがわかります。
　時間は，曲の長さによってちがいますが，だいたい10分〜15分くらいです。やり方は，この本のp.14〜15と同じです。

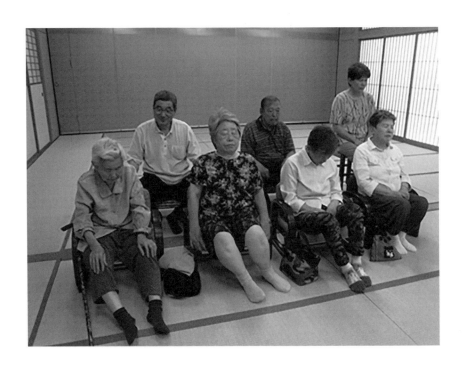

第1章　家庭でリラクゼーション

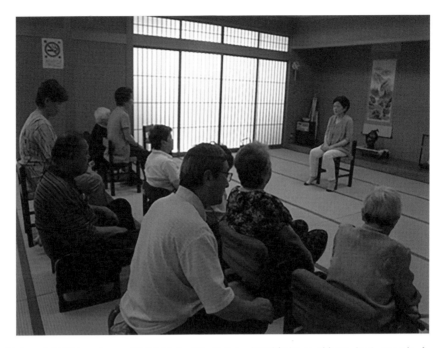

（前の椅子に座っておられる方は，指導者の増田さんです。）

参加者の皆さんに感想をきいてみました。

Aさん
　やさしいリズムに乗って呼吸法をしたら，気持ちがリラックスしてきました。家でも寝る前にやってみたら自然な眠りに入れました。手足も温かくなった気がしました。

Bさん
　目を閉じて好きな風景を思い浮かべようとすると，次々に楽しい映像が出てきてしまいました。家でもテレビを見る前や，布団に入った時など，これからもやってみようと思います。

Cさん

　前日に葬儀に出たので，今日のところは集中できませんでした。呼吸法を習ったので，気持ちがゆっくりした時にやってみようと思います。

Dさん

　先日，呼吸法をサロンでやったあと，家に帰ってＴＶを見ていたら知らない間に寝てしまいました。リラックスできていたのだと感じました。

　このように，呼吸法を体験された方々は，呼吸法の効果を感じていらっしゃいます。そして，皆さん，呼吸法に意欲的です。

　今後，多くのお年寄りの集まりに，呼吸法が普及して行くことを願っています。

第2章

リラクゼーションと呼吸法の理論

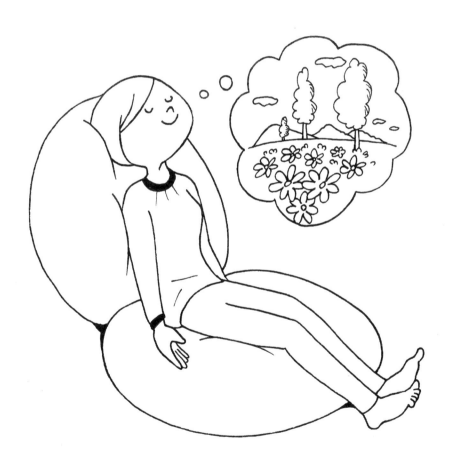

1 リラクゼーションの方法を知る

1　リラクゼーションは心を強い状態にする

　リラクゼーション（relaxation）とは，リラックスすることであり，リラックスした状態に導くための方法を言います。

　リラックスした状態というのは力が抜けた状態のことだと考えると，寝ている状態が一番リラックスした状態だと言えます。けれども，それでは「リラクゼーションとは寝ることか」と言うと，そうではありません。

　この本で言うリラクゼーションとは，単に「リラックスすること」ではなく，たまったストレスを取り去り，ストレスに強い状態，つまり心が強い状態になることであり，そのような状態に導くための方法を指しているのです。

　私たちは大事な場面では，必要以上に緊張してしまいます。例えば，就職試験などの面接や，スポーツ選手の本番，俳優の出番などです。

　しかし，本番でなくても緊張することがあります。大会を前にしたスポーツ選手や，入学試験の前日の受験生がよく眠れなかったりするのは，そのためです。

第2章　リラクゼーションと呼吸法の理論

　そのような時，リラクゼーションの方法を身につけておくと，本番に緊張することだけでなく，本番を予期して緊張することもなくなり，実力が出せます。

　かつて大相撲の琴奨菊関が，次のようなことを言っていました。記者の「大関になるには何が必要ですか？」という質問に答えて，「大関になるには，心が強くならねばならない」と。
　すると，記者がさらに，「心が強いとはどんなことですか？」と聞きました。それに対して琴奨菊関は「心が強いとは，どんな大勝負の時でも，平常の気持ちで相撲が取れること」と答えたのです。

　琴奨菊関が言うように，心を強くするには，一にも二にも練習をして，実力をつけることが大切だと思います。
　しかし，実力があっても，本番でそれを出せない人が多いのが現実です。

　そんな時，リラクゼーションの方法を知っていると，実力を出すことができます。
　それがこの本で紹介している「呼吸法」なのです。

2　心と体のリラックスの原則

●心と体はつながっている

　心と体は同じ脳の神経細胞によって支配されています。まさに身心一如（しんいちにょ）と言えます。

　そのため心が緊張すれば体も緊張し，筋肉が収縮して硬くなってしまいます。

　またその逆に，体が緊張すれば心も緊張します。そして体から力を抜けば，心もリラックス状態となります。

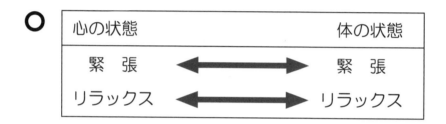

●こんな状態はありえない

　心が緊張しているのに体がリラックスしている。体が緊張しているのに心がリラックスしている。こんなことはありえません。

　心と体の状態は，いつも一致しているのです。

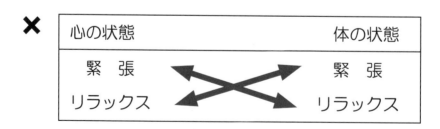

第2章　リラクゼーションと呼吸法の理論

●**体をゆるめると，心もゆるむ**

　それでは，緊張した心と体をゆるめるには，どうすればよいのでしょうか。

　心の状態と体の状態は一致します。この原理を応用すればよいのです。

　心が緊張している時は体をゆるめます。すると，自然に心もリラックスするのです。

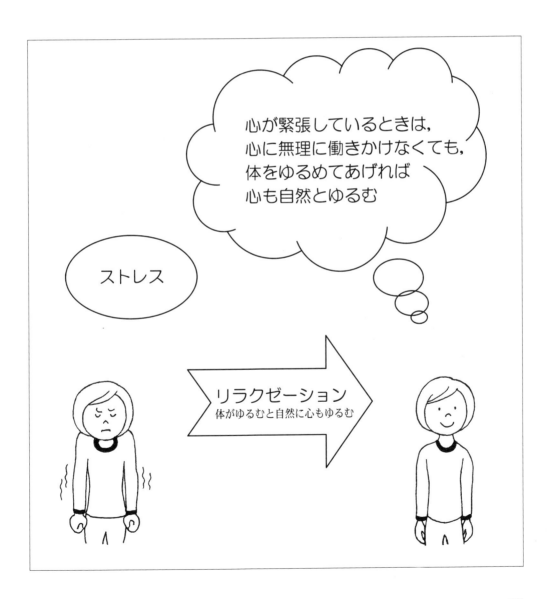

3　ストレスとは

●ストレスとは

　ストレスという言葉を初めて使ったのはハンス・セリエという人で，1935 年のことです。

　もともとはストレスとは，何らかの刺激（ストレッサー）が加えられた結果，心身が歪んだ状態を言いました。しかし，私たちは現在，この何らかの刺激（ストレッサー）のことをストレスと言っています。

●ストレスにはどんなものがあるか

　以下に，代表的なストレスをあげました。

身体的ストレス
暑さ・寒さ・しめつける下着・高気圧・低気圧・騒音・照明・ほこり・病気・ケガ・長距離通学・長距離通勤・長時間勤務・疲労・細菌・ウイルス・花粉・睡眠不足・睡眠過剰・夢など

精神的ストレス
友人・父母・先生・試験・ケンカ・失恋・失敗・転校・将来に対する不安・恐怖・怒り・挫折・上司・同僚・部下・取引先・転勤・昇進・左遷・転職・失業・結婚・離婚・隣人・家庭・転居・家族と死別など

第2章　リラクゼーションと呼吸法の理論

　このように，ストレスには大きく分けて身体的なものと精神的な
ものがあります。

　それぞれを具体的に見ていくと，ストレスは人間関係から生まれ
るものだけではないことがわかります。病気やケガ，寝不足や寝す
ぎも，そして気候やウイルスや花粉も，ストレスになります。

　簡単に言うと，本人が嫌だと思うものはストレスなのです。

●ストレスは悪いことばかりではない

　このように見てくると，ストレスは悪者のようですが，悪いこと
ばかりではありません。

　例えば，誰にも言われなければ，ダラダラと1日を過ごしてしま
ったりしますが，「〇日にテストがあるから頑張りましょう」と言
われることで，やる気が出て充実した時間を過ごすこともあります。

　ストレスがあること自体が問題なのではなく，ストレスが過剰に
なることが問題を起こすのです。

●ストレスがかかるとどうなるか

　体や心にストレスがかかると，自律神経が影響を受けます。

　自律神経というのは，人間の呼吸や血圧，心拍数や消化器の働き
など，生命維持に関わる機能を，その人の意思とは無関係に，自動
的にコントロールしている神経のことです。

　この自律神経は，交感神経と副交感神経という相反する働きをす
る2つの神経で成り立っています。

　ストレスがかかかると，そのうちの交感神経が活発に働き，私た
ちの体は「戦闘モード」（戦いや仕事ができる状態）になります。
心拍数が上昇し，血管も収縮するので血圧も上昇します。つまり，

起きて仕事をしたり遊んだりしている時は，交感神経優位の状態だと言えます。

　一方，休む時には副交感神経が優位になり，体が「お休みモード」になります。しかし，ストレスが過剰になったり，それが長く続くと，体が「お休みモード」に戻らなくなってしまい，さまざまな症状が出て，困った事態になるのです。

　交感神経が優位な状態から，副交感神経が優位な状態への切り替えがうまくできなくなると，免疫力が低下して，生活習慣病や痛みなど，さまざまな病気へと発展していくと言われています。ですから，ストレスを軽減するのは重要なことです。

自律神経の調子が崩れた時の代表的な症状（失調症）
頭痛・耳鳴り・動悸・めまい・たちくらみ・血圧の変動・吐き気・便秘・下痢・生理不順・肩こり・不眠・だるさ・倦怠感・食欲不振・不安・恐怖・イライラ・怒りっぽい・集中力低下

4 さまざまなリラクゼーションの方法

リラクゼーションの方法には，この本で紹介している「呼吸法」と「タッピングタッチ」（付録参照）以外にも，次のようなさまざまなものがあります。

●入浴

心と体のリラクゼーションと緊張の関係には，「体が弛緩すると，心も弛緩する」という法則があります。

入浴することで，体が温まり，リラックスします。すると，自動的に心もリラックスすることになるというわけです。

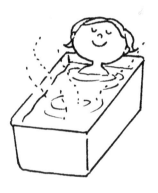

●好きな音楽を聴く

好きな音楽を聴くことで，心がリラックスすると言われています。特に最近は「癒し効果」をうたったCDなどが発売されています。

また音楽に限らず，好きなことに熱中することで，満足感を感じ，リラックスできると言われています。

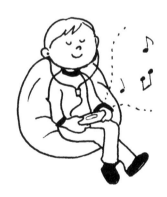

●筋弛緩法（きんしかんほう）

体を強く緊張させた後で力を抜くと，より「リラックスした状態」を自覚できます。例えば，手を強く握り力を入れたまましばらく保

ち，急にパッと力を抜いて手のひらが開くと，血管がジワーッと広がっているように感じたり，指先がじんわりと温かく感じたりします。

筋弛緩法は基本的にはこの原理を用いて，体のさまざまな部位をリラックスした状態にする方法です。

●自律訓練法

「気持ちが落ち着いている」といった暗示文（となえることにより，自分の潜在意識に暗示をかける言葉）を心の中で繰り返すことによって，催眠状態に類似した心身の弛緩状態を作り出す方法です。

自律訓練法では，定められた7つの暗示文にしたがって注意の焦点を体のさまざまな部位へ移動させることで，交感神経系が優位な状態から，副交感神経系が優位な状態へ導きます（副交感神経系が優位になるということは，体が落ち着いた状態になるということです）。

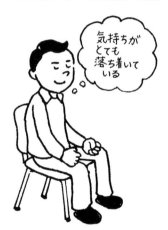

自律訓練法を習得するためには多くの練習が必要で，時間がかかります。

●マッサージ

マッサージは入浴と同様，体に触れて筋肉の緊張を解きほぐすものです。入浴と同様，体の緊張をゆるめることにより，心もリラックスさせるという方法です。

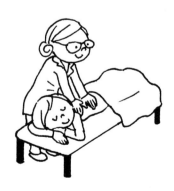

マッサージには，筋肉の緊張をゆるめるという面の他に，体に触れられることで，大切

にされているという感覚を感じ，満足感を得た結果，リラックス効果が得られるという面もあります。

●アロマセラピー

香りを利用したリラクゼーションです。

エッセンシャルオイル（植物から抽出した芳香をもつ揮発性物質）を使います。そのオイルの種類により，効果が違うとされています。

使用方法としては，オイルを数滴おとしたティッシュやハンカチを枕もとに置いたり，オイルを湯船にたらしてアロマバスにしたり，オイルを混ぜたろうそくを燃やしたり，オイルを温めて気体にしたりします。

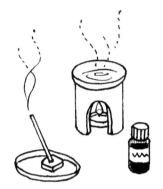

好きな香りに包まれて，精神的に満たされた気持ちにひたることが効果を生むようです。

これらの方法はそれぞれ有効なものですが，集団で実施し，効果をあげるという点においては，適さないものが多いと言えます。

5 集団で行うリラクゼーションには 呼吸法が適している

　学校や婦人会などの集団で行うのに適したリラクゼーションの条件としては，次のものがあげられます。

●集団で行うのに適したリラクゼーション
- 一度に多くの人に実施できる
- 指導者（教員など）が簡単に修得できる
- 万人向きで，多くの人が効果を実感できる
- 実施時の姿勢が集団で実施しやすい（横になって行わなければならない等では学校では実施できない）
- 体に触れずにできる（男性と女性の配置に配慮しなくてよい）
- 特別な物や装置を必要としない

　以上の条件に適合する「呼吸法」は，集団で行うのに最適なリラクゼーションです。

第2章　リラクゼーションと呼吸法の理論

2 呼吸法の効果

1　呼吸法によってセロトニンが分泌される

　呼吸法が心身に与える効果の研究を進めている有田秀穂氏（東邦大学医学部名誉教授）の著書に，呼吸法によりセロトニンが分泌されることが述べられています。

　苦行は意味がないのだと悟ったお釈迦さんは激しい修行をやめました。そしてスジャータという娘さんの作ってくれた乳粥を飲んで体力を回復してから，ネーランジャラー河のほとりにある菩提樹の下で結跏趺坐をして呼吸法を徹底的に行い，悟りを開きました。

　この時にお釈迦さんがやった呼吸法こそ，これまで説明してきた坐禅の呼吸法であり，神経生理学的に見て，セロトニン神経を活性化させる合理的な方法だったんです。（中略）

　お釈迦さんは，「吐く息を長く，吸う息を短く。そして，吐く息，吸う息を念じなさい」と指導しています。その効果として「体は疲れず，物事がありのままに見えるようになり執着もなくなるでしょう，そして，この呼吸法を続けていれば大きな福を得るでしょうし，さらに座禅を続けていれば，心の迷妄が取り除かれるでしょう」と語っています。（中略）

　これまで説明してきましたように，呼吸という単調なリズム運動によってセロトニン神経が活性化されます。[注1]

45

この引用でわかるように,お釈迦さんが悟りをひらいたのも,呼吸法でセロトニンが分泌されたことと深い関係があったようです。

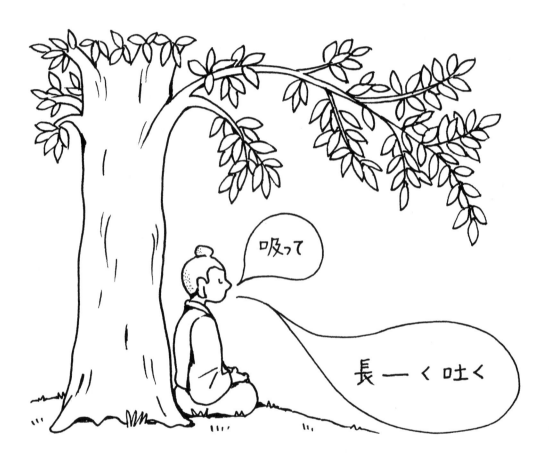

第2章　リラクゼーションと呼吸法の理論

2　セロトニンは心の平安に作用する

　有田氏はまた，セロトニンが心に与える影響を，次のように述べています。

　　セロトニンが十分にあると，前向きで気力にあふれ，落ち着いて過ごすことができます。ちょっとしたことでクヨクヨせず，頭がスッキリとして，冴えた状態をキープします。これは，セロトニンによって脳が活性化されるため起こるのです。

　　逆にセロトニンが不足すると，気分が不安定になる，寝起き・寝つきが悪い，なんとなく不安だ，１つのことが気になってしかたがない，などの不調があらわれたり，ストレスに弱くなってキレやすくなったりします。（中略）

　　現在，セロトニン不足によって起こる病気には，先に書いたうつ病以外にも，パニック障害や強迫性障害があると考えられています。
（注2）

　このように，セロトニンは呼吸法で分泌され，十分にあることで心の平安をもたらし，不足するとうつやパニック障害を引き起こすと考えられています。

注1）有田秀穂・高橋玄朴『ここ一番に強くなるセロトニン呼吸法』地湧社，
　　2002年，p.92-94
注2）有田秀穂『セロトニン・トレーニング』かんき出版，2005年，p.90-91

3　呼吸法は個人面談でも活用できる

　呼吸法は，p.44で述べた理由から，集団のリラクゼーションに有効です。そして集団の時だけでなく，個人面談でも有効に使えます。

　例えば，緊張が強く，自律神経が調子をくずしている児童・生徒に対して，緊張をほぐすよう，カウンセリングなどを用いることがあります。

　しかしカウンセリングは対象者が話をしてくれることが必要ですから，相手が話をしてくれないと，支援方法が少なく，「取りつく島がない」状態となります。

　また，小学生などでは自分の気持ちがよくわからない子どもや，緘黙児や無口な子どももいます。中学生以上でも自分の症状の原因が精神的なものの結果であると意識できないケースもあります。このような場合は，カウンセリングが成立しなかったり，拒否されたりします。

　ここで有効なのが呼吸法です。会話を必要としない呼吸法は，このようなケースにも活用しやすいのです。

個人面談での呼吸法の活用例
不登校で不安が強いA君（中3）

- -

　A君はおとなしく，反抗的な態度を示したことはありません。友達の「言いなり」になる存在でした。

　中学2年の後半から頭痛や腹痛などの症状が出てきました。そ

れで，登校できなくなったのです。病院に行って調べても，特に悪いところはありません。本人からていねいに聞き取ったところ，不登校になる1カ月前くらいに，友達から「キモイ」と言われたことがあったようでした。

　不登校が続いた中3の5月に相談があり，筆者は自宅を訪問しました。素直なA君なので，筆者に会うことに抵抗はありません。しかし，頭痛や腹痛の原因が，「キモイ」と言われたショックや，人間関係のストレスなどと関係があるのでは，ということには否定的でした。「僕は精神的な問題で不登校になっているのではない。頭痛や腹痛などがあるから学校に行けないだけ」と主張しています。

　そこでA君と話し，カウンセラーと面接する目的は「心の問題を解決すること」ではなく，「自律神経を整え身体症状をなくすこと」としたところ，A君は筆者と面接することを納得しました。

　面接は，呼吸法の前後に雑談をするだけなので，1回20分程度でした。A君には本書付属のCDと同じものを渡し，それにしたがって毎日3回自分で呼吸法をするように伝え，A君はそれを実行してくれました。毎週1回の訪問でも呼吸法を実施し，1カ月後，A君の頭痛や腹痛は軽減してきました。

　その後2カ月間は，頭痛や腹痛がない日に登校するという「さみだれ登校」が続き，9月の新学期には元気が出てきて，通常の登校が実現しました。

4　呼吸法Q&A

Q1
呼吸法の後，何だか重たいようなボーッとしたような状態になってしまいますが，これはおかしいのでしょうか？

A　緊張がゆるむと，毛細血管が広がり，指先まで血液が流れるので，指がむくんだように感じることもあります。体全体がリラックスして，心までゆるんでいるということです。ですから，「重たいようなボーッとしたような」状態は，疲れたのではありません。

　呼吸法の後は，活動に戻りやすくするため，手のひらを握ったり開いたりするような軽い体操をしてください。だんだんと，気持ちのよい状態に戻ります。

Q2
吐く時間が長すぎて，苦しくなりますが？

A　付属のCDでの呼吸法（「3　『星空につつまれて』……」「4　『となりのトトロ』……」）の場合，吐く時間は8〜9秒です。

　両方とも長すぎて苦しいようなら，好きな音楽を用いて，自分が楽だと思うペースで，ゆっくり吐く呼吸をしてください。

Q3
途中で眠くなったら，そのまま眠ってもよいのでしょうか？

A　日中に呼吸法を行うと，眠くなり勉強や仕事に差し支えるかもしれませんね。

　そんな時は，横になった姿勢で行わず，椅子に座ったり，立ったままの姿勢で行ったりしましょう。

第2章　リラクゼーションと呼吸法の理論

　もちろん夜などは，呼吸法を行って，そのまま眠ってしまって結構です。不眠症などで寝つきが悪い人は，呼吸法を行うことで，よく眠ることができます。

Q4　呼吸法に使う音楽は，特別な曲なのでしょうか？

A　本書のＣＤで使用している「星空につつまれて」はゆったりしたイメージの曲ですし，「となりのトトロ」は明るい楽しいイメージの曲です。

　呼吸法に使う曲は，特別なものである必要はないので，自分の好きな曲を使ってください。ただアップテンポの曲よりも，落ち着いたテンポの曲の方が呼吸法には合っていると思います。

Q5　呼吸法は一度に10回すると決まっているのでしょうか？

A　10回するものと決まっているわけではありません。私も時と場合により，回数を変えることがあります。

　例えば，まず5回呼吸法を行い，2分間楽な呼吸をしてもらい，その後5回呼吸法を行う，という方法で実施することもあります。

　ご自分で試してみて，ピッタリの回数を見つけてください。

Q6　学校などで集団で呼吸法を実施する時の注意点を教えてください。

A　呼吸法を実施するときに一番大切なことは，「真剣な雰囲気で行う」ということです。

　集団で行う時は，ふざける生徒が必ずいます。少数の生徒でもふ

ざけると，全体の集中が妨げられます。すると，効果的な呼吸法を
体験できない生徒が増えます。

　呼吸法を集団で実施する時は，「呼吸法は集中することが大切で
す。ふざけたい人は，怒りませんので参加しないで，会場の外に出
ていてください」などと伝えて，集中できるようにしてください。

Q7 呼吸法は一度に，何人くらいで実施が可能でしょうか？

A 　参加者がふざけたりせず，「身につけたい」という気持ちであれば，何人でも可能だと思います。200人でも300人でも実施
できます。

Q8 息を速く吐いたり吸ったりしてはいけないということですが，なぜですか？

A 　息を速く吸うことによって，体の中に酸素が過剰に蓄積します。しかし「いくら吸っても酸素が足りない」と感じ，もっと速く
呼吸をしようと考えてしまいます。この悪循環は，「過呼吸」と言
われるものと原理は同じです。

　こうした悪循環によって血中の二酸化炭素が減るために，血液が
アルカリ性に傾き，その結果，激しい呼吸困難，動悸，手足や唇周
辺のしびれ・震え，全身けいれん，脱力感，頭痛，発汗，意識混
濁，失神などを起こします。

　ですから，呼吸法では，吸うのは短く，吐くのは長くゆっくりと
行ってください。

第2章　リラクゼーションと呼吸法の理論

Q9
他の人は呼吸法をしていると「無我の境地」になるのだそうですが，私は冷静な気持ちになり無我にはなりません。これではダメですか？

A 無我の境地にならなくても大丈夫です。無我にならなくてもこの呼吸法を続けることで，体がほぐれ，その結果心もほぐれて，つまりリラクゼーションできます。でも何回もやっていくうちに，「呼吸法をやっていることさえも忘れていた」という経験をすることもあることと思います。「無我の境地」にならなくても，そのまま続けてリラックスしてください。

Q10
家族全員で呼吸法をするとよいのですが，中学生の長男が嫌がります。どうしたらよいのでしょうか。

A 思春期の子が親の推薦するものを拒否するのはよくあることです。反抗的なことは悪いことではなく，むしろ成長の証だとも言えます。嫌がることは無理強いせず，子どもの選択を尊重しましょう。反抗的な子どもでも，自分に子どもができれば変わります。親が薦めていたことを思い出して，生き方の参考にしたりしますよ。

付録

タッピングタッチでリラクゼーション

1　タッピングタッチとの出会い

　タッピングタッチとは，指先の腹で相手の体や頭に軽くタッチすることによって，その人の心と体の緊張をほぐす手法です。

　私が初めてタッピングタッチに出会ったのは，カウンセリングに限界を感じていた時です。その頃，幼児には遊戯療法を実施していましたが，スペースや設備などの関係でどこででも行うというわけにはいかず，緊張が強くて無口な子や緘黙の子への対応に困っていたのです。

　そんな時新聞に，リラックス方法として，タッピングタッチとその基礎講座が紹介されていました。そこで私は，開発者である中川一郎さんによるその講習会に参加し，入門講座を受講しました。

　入門講座を受けただけの私は，ほんの初心者でしたが，ほかに方法がなかったので，緊張が強く口数が少ない子どもにタッピングタッチを試してみたのです。その結果，言葉によるカウンセリングなしで，何人かが元気を取り戻していきました。

付録　タッピングタッチでリラクゼーション

　私は，タッピングタッチについて，この初心者なりにできるところや，副作用がないところ，とりあえず「されて心地よい」というところ，そして中川さんの生き方（タッピングタッチを金儲けに使わないで平和のために使ってほしいとおっしゃるところなど）が，気に入っています。

2　タッピングタッチは言葉がなくてもできる

　タッピングタッチも，呼吸法同様，誰にでも実施しやすい方法と言えます。特に幼い子どもや，障害をもつ子どもにも適応しやすい方法です。また，意識のない寝たきりのお年寄りや外国人の子ども，そしてペットにも効果があるということです。

　呼吸法は有効な方法ですが，言葉が理解できない対象者には実施できないことがあります。その点タッピングタッチは，低学年の子どもにも，言葉が理解できない障害のある子どもや外国人にも，無口な子どもや緘黙児等にも適用できる，適切な方法です。
　ただ，体に触れるので，私は思春期の中高生などに実施する時は同性間で行うように留意しています。

3　タッピングタッチとは

　中川一郎さんは，タッピングタッチについて，「タッピングタッチ―基本と被災者のための小冊子」の中で，次のページのように説明されています。

タッピングタッチとは，ゆっくり，やさしく，ていねいに，左右交互にタッチすることを基本とした，ホリスティック（統合的な）ケアの方法です。

　シンプルでありながら，ケアし合うことで心身ともに健康であろうとする内なる力に働きかけます。そして本来の明るさや優しさをとりもどし，ケアし合うことの楽しさや大切さを気づかせてくれます。不安，緊張，痛み，ストレス反応などを和らげ，よりよいコミュニケーションと関係性の改善にもつながります。

　とても簡単なので，子どもやハンディのある人でもできるうえ，専門的な利用が可能なため，心理，教育，看護，福祉，子育て，被災者ケアなど，様々な分野での利用が広がっています。多くの人たちが学び，お互いをケアすることで，個人，家族，コミュニティ，地球全体の健康が促進されます。

　お互いをケアする「基本型」に加えて，自分でする「セルフタッピング」と，相手をケアするときの「ケアタッピング」によって，幅広い応用が可能です。まずは身近な人と楽しんでみてください♪

　中川さんはまた，代表を務められている「一般社団法人タッピングタッチ協会」のホームページ（http://www.tappingtouch.org/）の中で，タッピングタッチの用途や応用の仕方として，次のようなものをあげられています。

○気楽に友達や家族で，日常的にお互いをケア（子育てにもとても役立ちます！）
○疲れたり，気がめいっている時に，セルフケアとして，心身の

健康を保つために

○災害や事故など，心や体のケアを必要とするとき

○紛争や戦争被害者のこころのケアと平和のために

○心理・教育・福祉・医療などの専門分野での利用

4　タッピングタッチの実施方法

次ページから，タッピングタッチの基本型を，中川さんのご了解をいただいて紹介します。これは前述の「一般社団法人タッピングタッチ協会」のホームページに掲載されているものです。

2人で行う基本型

タッピングタッチ 簡易インストラクション

1) 後ろに座って，リラックス

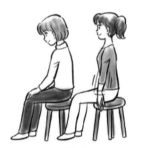

　　タッピングタッチをすることが決まったら相手の後ろに座ります。

　　椅子でする場合は，じゃまにならないように，背もたれが脇にくるように座ってもらいます。

2) 肩甲骨（けんこうこつ）の内側に軽く両手をそえる

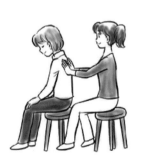

　　相手の首から少し下がったところの，肩甲骨の内側の辺りに軽く手をそえます。

　　「こんにちは，これから始めますよ〜」と相手の体に知らせるような感じで，ほんの数秒で OK です。

3）背中をタッピング

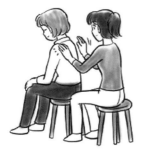

手を置いていた肩甲骨の内側の辺りを，1〜2秒間に左右1回ずつのリズムで，左右交互に均等にタッピングします。

タッピングは，指先の腹のところを使って，軽く弾ませるようにソフトにタッチします。

ポイント
タッチの位置は，主に背骨の横の筋肉の上の辺りです。強くたたいたり，力を入れたりしないように気をつけましょう。

4）腰の辺りを「ゾウの鼻」でタッチ

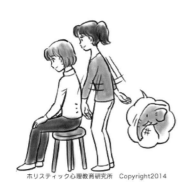

しばらくタッピングできたら，背骨の両脇の筋肉をタッピングしながら，徐々に下りていきます。

次に立ち上がって，腰の辺りを「ゾウの鼻」でタッチします。ゾウの鼻のように，腕をぶらんと左右交互に振りながら，手の甲を相手の腰のあたりにポンポンと当てるようにします。

ポイント
床に座っている場合は，ひざ立ちでおこないます。ぶらぶらと，ずぼらな感じでする方が効果的です。

5）肩や腕，首と頭をタッピング

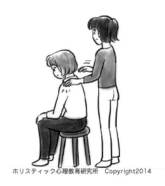

　腰が終わったら，立ったままで肩や腕，そして首と頭をタッピングしていきます。

　首と頭は他のところよりも繊細ですので，相手に「首と頭もしてもよいですか〜」と聞いてからおこなってください。

> **ポイント**
> 　肩たたきのように強くたたいたり，マッサージのようにならないように気をつけて。こめかみの辺りも気持ちよく効果的です。

6）「ネコの足ふみ」タッチ

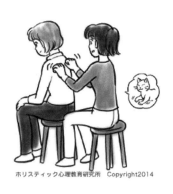

　もう一度座って，背中に「ネコの足ふみ」タッチをおこないます。手を軽く丸め，ネコがその場で足ふみをするような感じで，左右交互にタッチしていきます。力を入れず，腕の重みを利用しながら，左右に少し揺らぎながらおこなうと良いタッチになります。

> **ポイント**
> 　力を入れず，腕の重みを利用しながら，左右に少し揺らぎながらおこなうと良いタッチになります。

付録　タッピングタッチでリラクゼーション

7)「コアラの木登り」タッチ

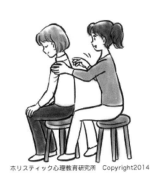

次に,「コアラの木登り」というタッチも試してみましょう。相手をやさしく包むように,手のひらでタッチします。ここでも左右に揺らぎながら,肩と腕におこないます。

ポイント
強く握らないように気をつけましょう。

8) リクエストを聞いておこなう

一通りできたので,相手にしてほしい場所やタッチのリクエストを聞いておこないます。ここちよく感じるところへのタッチはより効果的です。

9) 背中に「ソフトタッチ」

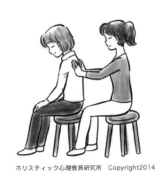

終わりに向けて,柔らかい手のひらで左右に触れる「ソフトタッチ」をします。そして再び,肩甲骨の内側あたりに軽く手をそえて静かにします。最後は,背中や腕を気持ち良く,何度かさすって終わります。

ポイント
強く押さないように気をつけましょう。

全体を,15分くらいかけて,ゆったりとおこなうのが理想的です。タッピングタッチはお互いをケアする手法ですから,できるだけ交代して行い,お互いを大切にする時間を楽しみましょう♪

5 被災地でも活躍したタッピングタッチ

触れて感じる「やさしさ」
被災者支援はじめ利用拡大　タッピングタッチ

　リズミカルに優しく体に触れることで心と体をリラックスさせ，災害時の被災者支援などさまざまな分野で利用の可能性が広がっているケアの方法「タッピングタッチ」。開発者で臨床心理学博士の中川一郎さん（菰野町）は，国内外での普及に力を注いでいる。

　10代後半で渡米して心理学と出会い，現地の大学や大学院で臨床心理学を専攻。その後約10年間，カリフォルニア州の病院や精神保健クリニックでカウンセリングや依存症の治療に携わった。そこでは，医師やカウンセラーなどの専門家が増えても病人が減らない現状を目の当たりにし，「専門家に頼らず，自分たちで互いにケアする方法が必要だ」と強く感じた。

　1999年に日本へ戻り，それまでの臨床経験から学んだ治癒的要素を統合し，効果や安全性などを検証しながら開発したのが，誰でもどこでもできるタッピングタッチだ。

　基本は相手の後ろに座り，指先の腹を使って軽く弾ませるように，背骨を中心に左右交互にタッチする。ポイントは「ゆっくり，やさしく，ていねいに」。

　2011年の東日本大震災の直後，中川さんが現地で支援活動をしていた際，「被災者支援に有効で，不眠が解消される」とテレビで紹介されたのを機に全国に知られるようになった。その後，タッ

付録　タッピングタッチでリラクゼーション

ピングタッチ協会（四日市市浜一色町）を設立し，福島県を含め全国で支援活動を続けている。

　近隣では，三重大学病院がんセンター（津市）内の「リボンハウス」や地元の菰野町で講座を開くなど，これまでに300人の認定インストラクターが育った。貧困などの問題を抱えるインド，ネパールなど，海外での研修も行っている。

　互いをケアすることで優しい気持ちを取り戻し，介護や子育て，学校生活などで日常的に役立つことも分かってきた。中川さんは「多くの人に知ってもらい，災害時だけでなく，支え合いのあるコミュニティーづくりに活用してくだされば」と期待を寄せている。

（『伊賀タウン情報 YOU』2018.3.10 より転載）

6　タッピングタッチの効果や有効性

　中川一郎さんによると，学術的研究からも，次のようなタッピングタッチの効果や有効性が示されているそうです。例えば，タッピングタッチを受ける前後の脳波の測定から，タッピングタッチによってリラックスした時に出るα波が増えることがわかったそうです。また，サーモグラフィによる温度変化の測定により，副交感神経が活発になることもわかっているそうです。

　そして，セロトニンの血中濃度を測定する研究では，タッピングタッチによってセロトニン神経が活性化することが示唆されているということです。セロトニンは，p.47 でもふれたように，不安やうつ的症状を軽減し，心を落ち着かせるなど，私たちにとってとて

も有効です。左右交互にリズミカルに，優しくふれるタッピングタッチは，セロトニンの活性化に効果的な手法であると，中川さんはおっしゃっています。

タッピングタッチの活用例

いじめによりグラウンドに
立ち入れなくなったB君（小3）

　B君は小学2年生の10月，スポーツ少年団のサッカーチームでいじめにあいました。練習場所である小学校のグラウンドにいた時，上級生から「生意気だ」と殴られたり，ボールをぶつけられたりしたのです。いじめ自体は，親が介入し，上級生がB君に謝り，B君も許して，それ以来2人は一緒に遊んだりするまでになりました。

　しかし，いじめの時以来，B君はサッカーのグラウンドの近くに来ると，足が震えてそれ以上近づけなくなってしまったのです。もちろん，体育の授業にも出られません。小児科でPTSD（心的外傷後ストレス障害）と言われましたが，特に治療はありませんでした。そこで，B君はカウンセラーである筆者のもとに連れてこられました。

　筆者が最初にB君に会ったのは，いじめから8カ月も経過した3年生の6月でした。その時B君はニコニコしてあいさつしてくれて，特に問題は感じられませんでした。無口というわけではありませんでしたが，いじめについても，「もう解決した」と言い，いじめをした上級生とも普通に話ができているというのです。だから，B君は，グラウンドに近づけない原因がいじめとは思っていません。

64

付録　タッピングタッチでリラクゼーション

　小3という年齢のせいか，性格のせいか，日常の会話はよくしてくれましたが，心の中のことはほとんどしゃべりません。心の苦しさを隠しているようにも見えませんでした。面談していても，どのようにアプローチしたらよいか困ってしまいました。

　そこで，タッピングタッチをすることにしました。学校の中の畳の部屋で，座布団を2枚並べた上にB君にうつぶせに寝てもらい，話しかけながらタッピングタッチをしていきました。

　話の内容は，事件とはまったく関係のない事柄です。家族のこと，親戚のこと，サッカーのこと，ボーイスカウトのこと，趣味のことなどです。もともとフレンドリーな子どもでしたから，話が弾みました。

　そんな何でもないような会話をしながらの面接を，週1回，約1カ月半くらい続けました。1回にかかる時間は20～30分間です。

　8回行った頃，B君はグラウンドに足を踏み入れることができるようになり，サッカーの練習にも出られるようになり，筆者との面接は終了しました。

参考文献

●有田秀穂・高橋玄朴『ここ一番に強くなるセロトニン呼吸法』地湧社，
　2002 年
●有田秀穂『朝の 5 分間　脳内セロトニン・トレーニング』かんき出版，
　2005 年
●有田秀穂『ストレスすっきり !! 脳活習慣』徳間書店，2010 年
●有田秀穂・中川一郎『「セロトニン脳」健康法』講談社，2009 年
●熊野宏昭『ストレスに負けない生活』筑摩書房，2007 年
●齋藤孝『呼吸入門』角川書店，2003 年
●中川一郎『タッピング・タッチ―こころ・体・地球のためのホリスティッ
　ク・ケア』朱鷺書房，2004 年
●中川一郎『タッピングタッチ―基本と災害者ケアのための小冊子』一般
　社団法人タッピングタッチ協会発行のブックレット，2016 年
●成瀬悟策『リラクゼーション』講談社，2001 年
●楊進監修, 雨宮隆太・橋逸郎『はじめての呼吸法』ベースボールマガジン社，
　2005 年
●綿木彰『免疫力を高める【ヨーガ式】呼吸レッスン』新星出版社，2004 年

著者紹介

●田中和代

静岡県静岡市生まれ。臨床心理士。福祉レクリエーションワーカー。
タッピングタッチ・インストラクター。EMDR 治療者。
福井大学大学院(学校教育専攻)修了。静岡県の公立学校教諭を経て,福井県に移る。福井県で非常勤講師,スクールカウンセラー,発達相談員や療育指導員,若者の就職支援を行い,山形県の東北公益文科大学教員(学生共育相談室の副室長)として困難をかかえる学生の修学・就業支援を行う。現在は,福井県の発達障害専門の就労支援の作業所「さくらハウス」施設長を務めながら,子どもから大人までの発達障害の相談を受けている。

主著

『小学生のための 3 枚の連続絵カードを使った SST の進め方』2017 年,『カラー絵カード付き　高機能自閉症・アスペルガー障害・ADHD・LD の子の SST の進め方』2016 年,『ワークシート付き アサーショントレーニング 』2015 年,『イスや車イスに座ってできる転倒防止と寝たきり予防の音楽体操』2016 年,『新装版　発達障害の子どもにも使える　カラー版・小学生のための SST カード + SST の進め方』2014 年,『先生が進める子どものためのリラクゼーション』2012 年,『カウンセラーがやさしく教えるキレない子の育て方』2009 年,『高機能自閉症・アスペルガー障害・ADHD・LD の子の SST の進め方』2008 年,『教師のためのコミュニケーションスキル』2005 年,『子どももお年寄りも楽しめるホワイトボード・シアター桃太郎』2004 年,『ゲーム感覚で学ぼう,コミュニケーションスキル』2004 年,『誰でもできる回想法の実践』2003 年,『痴呆のお年寄りの音楽療法・回想法・レク・体操』2001 年,『重度痴呆のお年寄りのレクリエーション援助』2000 年 (以上,黎明書房),『発達が気になる子のための自立・就労トレーニング』2013 年,合同出版

＊イラスト　伊東美貴

家庭でできる呼 吸 法でストレス解消

2019 年 11 月 20 日　初版発行

著　者	田　中　和　代	
発行者	武　馬　久仁裕	
印　刷	株式会社太洋社	
製　本	株式会社太洋社	

発 行 所　　　　　　　　　　株式会社 黎 明 書 房

〒 460-0002　名古屋市中区丸の内 3-6-27　EBS ビル　☎ 052-962-3045
FAX 052-951-9065　振替・00880-1-59001
〒 101-0047　東京連絡所・千代田区内神田 1-4-9　松苗ビル 4 階
☎ 03-3268-3470

落丁本・乱丁本はお取替えします。　　　　　ISBN978-4-654-01065-3
©K.Tanaka 2019, Printed in Japan

新装版 ゲーム感覚で学ぼう，コミュニケーションスキル
小学生から（指導案付き）

田中和代著
Ｂ５・97頁　1800円

相手の話を聴く練習や仲間に入りたい時の言葉の
かけ方を学ぶソーシャルスキルトレーニング，さ
わやかな自己主張をする技術を身につけるアサー
ショントレーニング等，準備やルールが簡単で効
果が上がるもの31を紹介。大判化。

小学生のための３枚の連続絵カードを使ったＳＳＴの進め方
カラー絵カード 32枚（48場面）付き

田中和代著
Ｂ５函入　書籍77頁＋絵カード 32枚　4630円

「仲直り」「スマートフォンの使い方」「衝動性を
我慢する」等のソーシャルスキルを，基本的な
16事例に即し，３枚の連続絵カードとロールプ
レイで体験的，効果的に学べます。発達障害の児
童にも使えます。

新装版 発達障害の子どもにも使えるカラー版小学生のためのＳＳＴカード＋ＳＳＴの進め方

田中和代著
Ｂ５函入　50頁＋ＳＳＴカード16枚　4000円

今すぐSSTを実践したいという教師のための実践
ガイドブック。誰とでもすぐSSTができる，小
学校生活の基本的な問題場面16ケースに絞った
SST用カラー絵カード付き。

授業の態度／がまんを学ぶ／困っている友だちを
手伝う／友だちとの距離の取り方／アサーション
トレーニング〈誘いを断る〉／ケンカで迷惑をか
けたとき／困っているときに助けを求める／メー
ルのマナー／他。

ワークシート付き アサーショントレーニング
自尊感情を持って自己を表現できるための30のポイント

田中和代著　Ｂ５・97頁　2100円

「親と対立した場面」「批判や非難された場面」等
のロールプレイを見，ワークシートに書き込むだ
けで，誰もが自分らしく，さわやかに相手と違う
意見を主張したり，断ったりできるアサーション
スキルを身につけられる本。小学生から使えます。

特装版 絵カード付き 高機能自閉症・アスペルガー障害・ＡＤＨＤ・ＬＤの子のＳＳＴの進め方
特別支援教育のためのソーシャルスキルトレーニング（ＳＳＴ）

田中和代著　Ｂ５上製・151頁　3800円

好評発売中の『高機能自閉症・アスペルガー障害・
ＡＤＨＤ・ＬＤの子のＳＳＴの進め方』に，絵カー
ドを使ったSSTがすぐに実践できるよう，実物絵
カード８枚を付けた上製特装版。軽度発達障害の
子どもを担任する教師や保護者の方に。

高機能自閉症・アスペルガー障害・ＡＤＨＤ・ＬＤの子のＳＳＴの進め方
特別支援教育のためのソーシャルスキルトレーニング（ＳＳＴ）

田中和代・岩佐亜紀著　Ｂ５・151頁　2600円

生活や学習に不適応を見せ，問題行動をとる子ど
もが，社会的に好ましい行動ができるようにな
り，生活しやすくなるように支援する，ゲームや
絵カードを使ったSSTの実際を詳しく紹介。

表示価格は本体価格です。別途消費税がかかります。

■ホームページでは，新刊案内など，小社刊行物の詳細な情報を提供しております。「総合目録」もダウンロードできます。
http://www.reimei-shobo.com/

カウンセラーがやさしく教える キレない子の育て方

田中和代著　四六・114頁　1200円

どなる，暴力を振るう，リストカットをする，引きこもる，忘れ物が多い，朝起きない，物やお金を大切にしない……。キレる子どもが確実に変わる，今すぐできる親の対応の仕方を上級教育カウンセラーがマンガで解説。

イスや車イスに座ってできる転倒防止と寝たきり予防の音楽体操
音声ガイド入り音楽CD付き

田中和代監修　田中和代・加藤昌美・品川真理子著
B5・62頁　2200円

毎日楽しく歌を口ずさみながらできる転倒予防や寝たきり予防に効果的な10分程の音楽体操2種を収録。著者の音声ガイド入りCDで誰でも簡単に行え自然と体力アップや筋力トレーニングができます。

子どももお年寄りも楽しめる ホワイトボード・シアター桃太郎

田中和代作・構成　B5・ケース入り　5500円

誰もが知っている「桃太郎」のお話を，簡単絵人形劇のセットに！　ホワイトボードにくっつけ動きのある上演ができます。パネルシアターよりも手軽で，準備も後片付けもすぐにできます。保育にも認知症のお年寄りの回想法にも効果的です。

誰でもできる回想法の実践
痴呆の人のQOL(クオリティ・オブ・ライフ)を高めるために

田中和代著　B5・95頁（カラー口絵4頁）　2000円

専門家でなくても家庭や施設などでできる回想法を，その目的から手順，留意点，回想するテーマ，お年寄りとの会話の展開例へと，順を追ってわかりやすく丁寧に紹介する。回想法の実際や，ホワイトボード・シアターによる回想法も提示。

重度痴呆のお年寄りの レクリエーション援助
痴呆の人も幸せに

田中和代著　B5・80頁　1500円

重度痴呆のあるお年寄りにとって，レクリエーションは，健常者や軽度痴呆の人たちにもまして大切なことなのです。お年寄り1人1人への思いやりと，枠にとらわれない自由な発想に根ざした，新しいレクリエーション援助の方法を提案。

教師のためのコミュニケーションスキル
毎日のストレスを減らしましょう

田中和代著　A5・154頁　1800円

同僚，子ども，家族などとの人間関係に頭を悩ます教師のために，コミュニケーションのコツを伝授。教師が自己のストレスに向き合い，気持ちが穏やかに過ごせる術を紹介。SGE（構成的グループエンカウンター）によるクラス運営法も詳述。

もっと素敵に生きるための 前向き言葉大辞典

青木智恵子著　A5・109頁　1700円

子育て，保育，教育，友人，恋愛，人生，ビジネス，介護，自分などに関する「後ろ向き言葉」を「前向き言葉」にどんどん変換！　自分もみんなも人生がポジティブになるマンガでわかる大辞典。著者曰く「褒め殺しの達人になれる本」!!

表示価格は本体価格です。別途消費税がかかります。

描画からわかる子どもの危機と成長のサイン

加藤孝正監修　馬場史津編
アートセラピー研究会著
Ａ５・119頁＋カラー口絵４頁　1800円

子どもが描いた絵には悩みや葛藤，成長のサインが隠されている。バウムテストや箱庭，動的家族画，動的学校画等から，そのサインを的確にとらえ，子どもの悩みを解決へと導く方法を実例とともに紹介。

子どもに必要なソーシャルスキルのルール BEST99

スーザン・ダイアモンド著
上田勢子訳　Ｂ５・127頁　2500円

学習障害，自閉症スペクトラム，感情面に問題を持つ子が，社会生活を上手に送るための必須のルール99が確実に身につく本。2012年 NAPPA（アメリカの優秀な子育て本に与えられる賞）銀賞に輝く名著の日本語版！

自尊感情を持たせ，きちんと自己主張できる子を育てるアサーショントレーニング40
先生と子どもと親のためのワークブック

リサ M. シャーブ著　上田勢子訳　Ｂ５・192頁　2700円

円滑なコミュニケーションには適切な自己主張必要です。が教室や家庭，カウンセリングの場で，コピーして子どもが楽しくできる40のアクティビティを通してじょうずな自己主張の仕方を学べます。イラストは日本の読者向けにしてあります。

発達が気になる子どもの保育

芸術教育研究所監修　両角美映著
Ｂ５・104頁　1900円

保育のプロ・はじめの一歩シリーズ③〈困った子〉と思われてしまう子を保育者はどのように支援したらよいのか─実際の園生活の場面を踏まえ，コミュニケーション・生活・遊びについて，イラストを交え具体的にわかりやすく紹介。

先輩が教える保育のヒント　発達が気になる子へのかかわり方＆基礎知識
付録CD：発達が気になる子も一緒にすぐできるあそび歌

グループこんぺいと編著　Ａ５・93頁　1800円

発達が気になる子を保育に受け入れる際の心構えや，安心して過ごせる環境のつくり方，毎日の保育や行事でのかかわり方，保護者とのかかわり方のノウハウやＱ＆Ａ「こんなとき，どうしたらいいの？」などが満載。

一人でできる中高生のためのPTSD（心的外傷後ストレス障害）ワークブック
トラウマ（心的外傷）から回復できるやさしいアクティビティ39

リビ・パーマー著　上田勢子訳　Ｂ５・158頁　2600円

災害・性暴力・虐待・近親の死・いじめ・暴行などのトラウマにより心に深い傷を受け，フラッシュバックや不眠症などの PTSD の症状に苦しむ中高生が，豊富な具体例を参考にしつつ惨事の記憶に対処し，トラウマから回復できるワークブック。

不安やストレスから子どもを助けるスキル＆アクティビティ

キム・ティップ・フランク著　上田勢子訳
Ｂ５・96頁　2200円

失敗が怖い，１人が怖い，学校が怖いなど子どもを襲う様々な不安やストレスを，子どもが自分自身で克服するためのＳＳＴワークブック。読みやすく，誰にでも実践できます。先生やカウンセラー，保護者に役立つ考え方や提案，実例も。

表示価格は本体価格です。別途消費税がかかります。